# DU RECRUTEMENT

AU POINT DE VUE

# DU GOITRE ET DU CRÉTINISME,

DANS LE DÉPARTEMENT DES HAUTES-ALPES;

PAR M. H. BORIES,

Docteur en médecine,

Médecin aide-major de première classe au 45e de ligne.

PARIS,

IMPRIMÉ PAR HENRI ET CHARLES NOBLET.

RUE SAINT-DOMINIQUE, 56.

1854

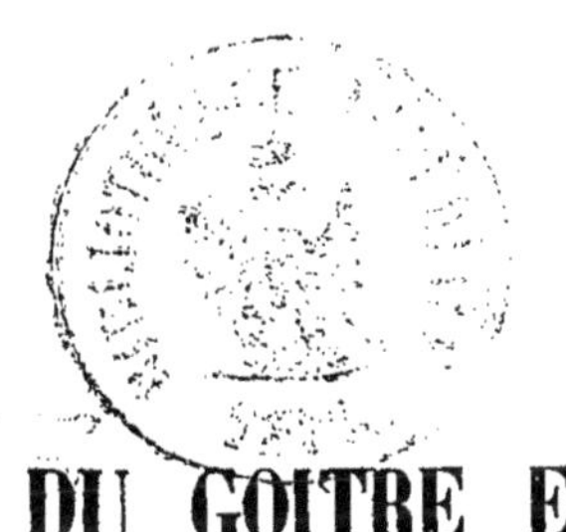

# DU GOITRE ET DU CRÉTINISME.

# DU RECRUTEMENT

AU POINT DE VUE

# DU GOITRE ET DU CRÉTINISME,

DANS LE DÉPARTEMENT DES HAUTES-ALPES;

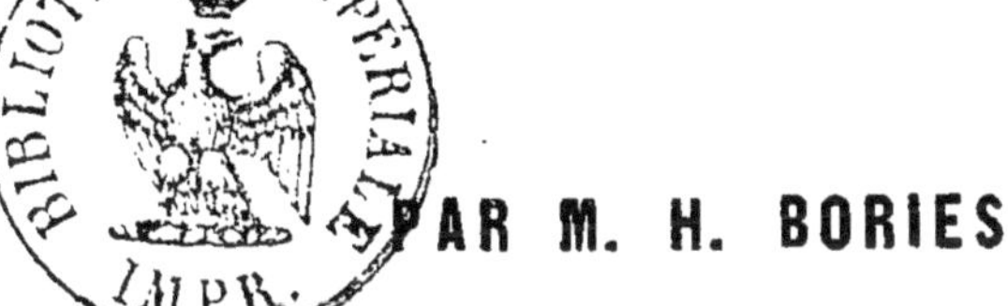


PAR M. H. BORIES,

Docteur en médecine,

Médecin aide-major de première classe au 45e de ligne.

PARIS,

IMPRIMÉ PAR HENRI ET CHARLES NOBLET,

RUE SAINT-DOMINIQUE, 56.

1854

# DU RECRUTEMENT

AU POINT DE VUE

# DU GOITRE ET DU CRÉTINISME,

DANS LE DÉPARTEMENT DES HAUTES-ALPES.

---

En parcourant le canton de Guillestre et celui de l'Argentière dans le département des Hautes-Alpes, on est frappé de l'appauvrissement général de la race; à peine y rencontre-t-on chaque année quelques hommes propres au service militaire ; le reste de la population est atteint de goître volumineux, de bégaiement, de surdi-mutité, et de crétinisme à divers degrés.

J'ai cru devoir, à la vue de pareilles misères, m'enquérir de leurs causes, des moyens de les combattre, et j'ai été assez heureux pour m'apercevoir que j'avais été devancé par des hommes qui ont dévoué leur science à cette question humanitaire, non-seulement pour les vallées qui m'occupent, mais encore pour toutes les vallées crétineuses des Pyrénées et des Alpes.

Un fait cependant m'a frappé : c'est que de tous les observateurs qui ont écrit sur le crétinisme, parmi les anciens, pas un seul ne parle des vallées adjacentes à la Durance comme crétineuses, et que, parmi les modernes, tous constatent les améliorations obtenues dans les vallées allemandes et suisses, et pas un l'augmentation rapide du crétinisme dans les vallées que j'ai eu à visiter.

Recherchant les causes de ce double silence, j'ai pu me persuader que, si le goître existait endémiquement dans les vallées qui se jettent dans la haute Durance, le crétinisme y est de nouvelle invasion, qu'on ne peut le faire remonter qu'à la génération passée. En effet, en interrogeant la mémoire des vieillards, tous vous assurent qu'il y a cinquante ans à peine il n'existait pas d'idiot dans leur population ; Saint-Crépin, Val-Louise, Puy-Saint-Vincent, Risoul, Champcella, Lapisse, Les Vigneaux, etc., fournissaient un très-beau recrutement. Les levées en masse de 1813 semblent être le début de l'invasion et de la propagation du crétinisme.

Quelque respectable que soit la tradition devant un fait aussi extraordinaire, il n'était pas sage de s'y arrêter et de conclure, lorsqu'on a, pour arriver à la vérité, des moyens non sujets à l'erreur et que l'esprit le plus sévère ne pourrait récuser. Le but que je me propose est donc, me restreignant dans les vallées qui m'occupent, de rechercher toutes les causes qui ont pu donner naissance au crétinisme, et d'étudier le traitement et les moyens capables de rendre à ces malheureuses populations la force et la vigueur dont elles jouissaient il y a à peu près un siècle.

## TOPOGRAPHIE DES LOCALITÉS, EXPOSITION, APERÇU GÉOLOGIQUE.

Les vallées de Mont-Dauphin ou du Confluent, de Val-Louise ou de la Gyronde, de l'Argentière ou de l'Alpe-Martin, de Biaisse ou de Freyssinières, et celle de Rioubel, sont des affluents de la Durance où règne endémiquement le crétinisme dans le département des Hautes-Alpes.

Nous allons étudier séparément la configuration géologique de chacune d'elles.

La vallée du Confluent, dans laquelle coule la Durance, commence un peu au-dessus de L'Abessey, où elle est pour ainsi dire fermée par des roches de lias.

Elle se dirige du nord au sud, en s'élargissant jusqu'à Saint-Clément, où elle se termine. Elle est fermée de tous les côtés par de très-hautes montagnes, reçoit par sa rive droite le Gy et la Ronde réunis, l'Alpe-Martin, la Biaisse, et plusieurs torrents de moindre importance; sur sa rive gauche, quelques torrents descendant des hauteurs de La Roche et de Saint-Crépin, enfin le Guil et le Rioubel réunis. Les montagnes de la rive gauche sont presque exclusivement formées de schistes liasiques; la rive droite, à part les hauteurs des Vigneaux à l'entrée de la vallée, les terrains de l'Argentière qui sont des schistes de lias, est coupée à pic et composée dans sa plus grande partie de grès à anthracite. Les villages qui s'y trouvent sont : L'Abessey, L'Argentière, La Roche, Saint-Crépin, Saint-Clément dans le fond de la vallée, et sur les hauteurs Réotier, Eygliers, Mont-Dauphin.

La vallée de la Gyronde, formée par le cours et le confluent du Gy et de la Ronde, est presque formée en entier de terrains primitifs.

Le trapp violet, le granit vert, le granit rose, le granit blanc et les divers micas composent presque toutes ces roches. On ne retrouve plus les terrains liasiques qu'à la sortie de la vallée, à la hauteur des Vigneaux.

La direction de la vallée est du S.-S.-E. au N.-N.-O.; assez ouverte à son confluent, elle est fermée à ces deux sources par les glaciers de la Grave et des Arcines d'où coule le Gy, et par les glaciers du Gros Chaudon et les montagnes de l'Alpe-Martin où la Ronde prend naissance. La vallée de la Gyronde est donc formée de deux cirques très-élevés de roches granitiques pures, qui mettent toute la vallée à l'abri des vents du nord. Sa température, très-froide en hiver, s'élève rapidement en été, sans que des courants puissent venir balayer l'atmosphère humide et brûlante qui occupe ses bas-fonds.

On y trouve les villages de Lapisse, Puy-Saint-Vincent, Val-Louise et les Vigneaux.

La vallée de l'Alpe-Martin se dirige de l'O.-S.-O. à l'E.-N.-E.; elle est formée dans sa partie supérieure de roches granitiques, et dans sa partie inférieure de roches argilo-schisteuses. Sa commune est L'Argentière.

A part ces mines d'argent dont les filons sont compris dans le quartz, on y retrouve encore des grès à anthracite dont les filons ne sont pas exploités.

La vallée de la Biaisse se dirige de l'O. à l'E. Sa partie supérieure, au col du Loup et de Presle, est formée de roches primitives; son fond est un sol sablonneux et argileux mélangé de roches calcaires. Sa commune est Freyssinières.

Dans une petite vallée parallèle de même formation se trouve Champcella, arrosé par le ravin du Tramorillon.

La vallée du Guil ou vallée du Queyras, une des plus belles vallées du département des Hautes-Alpes, se dirigeant de l'E.-N.-E. à l'O.-S.-O., est arrosée par le Guil, rivière impétueuse qui prend sa source entre le mont Chriso et le mont Viso, et vient se jeter dans la Durance au-dessus de Mont-Dauphin, après avoir reçu le Rioubel près de Guillestre. La sommité du bassin est de formation primordiale composée de roches granitiques; son fond de schistes argileux et de chaux sulfatée.

Les communes de cette vallée, qui appartiennent au canton de Guillestre, sont : Ceyliac, Guillestre et Eygliers, au-dessus de Mont-Dauphin. Mont-Dauphin est situé dans la vallée du Confluent, sur une roche de poudingues agglomérés.

La vallée de Rioubel se dirige du S.-E. au N.-O.; elle est formée presque en entier de schistes argileux calcaires; elle reçoit la vallée secondaire de Vars ou de la Chagne, dont les terrains sont des schistes argileux calcaires mélangés à des tufs et à des sulfates de chaux.

Les communes de cette vallée sont : Vars, dans le haut de la vallée, et Risoul à la sortie de celle-ci.

## MŒURS ET HABITUDES.

La nature, resserrée dans des gorges étroites, n'accorde aux habitants qu'une nourriture parcimonieuse et ordinairement de qualité très-inférieure. Les troupeaux font presque toute la fortune des habitants du Briançonnais. C'est dans les écuries que hommes, femmes, enfants et bestiaux séjournent pêle-mêle pendant quatre à cinq mois de l'année. Il est rare que les jeunes gens se soumettent à cette séquestration forcée; ils émigrent aux premières neiges pour aller porter leur industrie dans des climats plus doux. Autrefois, le sentiment religieux et national ramenait toujours l'émigrant au foyer de ses pères; mais aujourd'hui, la vue des contrées plus heureuses, le bien-être matériel, la crainte de la conscription qui prend indifféremment tous les jeunes gens valides, les retiennent loin de leurs montagnes. Les femmes qui émigrent ne reviennent plus si elles ont acquis de quoi avoir une dot et un mari loin de leurs vallées. L'instruction publique, l'état ecclésiastique, deux portes ouvertes pour éviter la conscription, occupent presque tous ceux qui, propres au service, restent sur le sol.

La nourriture des habitants de Val-Louise et de la vallée de Guillestre se compose exclusivement de pain de seigle et d'orge que l'on cuit tous les ans pour quinze ou dix-huit mois. Ce pain se conserve sans se moisir et devient d'une dureté telle, qu'il faut le casser avec la hache ou le marteau et le réduire en poussière; on le fait bouillir avec cinq ou six fois son poids de pommes de terre assaisonnées de lait et de noix écrasées. Ce mélange se prépare ordinairement pour plusieurs jours, et se mange le plus souvent aigri.

Les habitations sont en général fort malsaines, situées le plus souvent dans des lieux bas et humides; les écuries où l'on couche sont mal aérées, le jour y paraît à peine quelques heures de la journée; il est à remarquer que, sous cette influence délétère, les goîtres augmentent de volume tout l'hiver, pour diminuer l'été.

Les alliances se basent plutôt sur la fortune des contractants que sur leur santé, et, la plupart du temps, les sujets valides achètent une petite aisance au détriment d'une postérité dégénérée qui va en s'abâtardissant davantage.

D'où viennent ces populations dont les mœurs concordent si peu avec celles de leurs voisins? Les Vaudois, chassés de partout, se retirèrent dans ces gorges presque inhabitables, s'y fortifièrent et bravèrent, de leur hauteur inaccessible, les troupes des puissances catholiques. En 1495, ils s'étaient enfermés dans la caverne d'Allefroide avec des vivres pour deux ans; le comte de Veras, commandant les troupes catholiques, osa les poursuivre jusque là, et les en délogea en enfumant la baume où ils s'étaient retirés; plus de 3,000 individus, sans distinction d'âge ni de sexe, périrent dans cette journée.

Sous Louis XII, leurs descendants réclamèrent la possession des propriétés qui avaient appartenu à leurs pères. Le roi fit repeupler le canton, et les habitants reconnaissants donnèrent à leur pays le nom de Val-Louise. Mais aujourd'hui on ne retrouve presque plus les traces de ces anciennes populations, et le goître semble, au contraire, frapper de préférence les villages catholiques, en respectant les familles protestantes.

A Dormilhouse, annexe de la commune de Freyssinières, dans la vallée de la Biaisse, où la population est toute protestante, il n'y a pas un seul goîtreux, tandis que dans les autres villages, occupés par des populations catholiques, le goître et le crétinisme augmentent tous les jours.

Loin de moi la pensée d'attribuer à une influence religieuse une des causes du crétinisme; on ne peut trouver la raison de cette anomalie que dans les difficultés des alliances entre les catholiques et les protestants, et dans l'hérédité crétineuse. Freyssinières, qui est dans une position aussi avantageuse que Dormilhouse dans la vallée, est infecté de crétinisme par les alliances que contracte ce village avec les crétineux catholiques de Val-Louise. Un fait digne de remarque, c'est que cette commune, moitié catholique, moitié protestante, ne voit, à quelques exceptions près, le goître se développer que dans la population catholique. Champcella, au contraire, placé dans des conditions hygiéniques plus désavantageuses, voit le goître atteindre indifféremment les habitants professant les deux religions.

## DU GOÎTRE ET DU CRÉTINISME DANS LES CANTONS DE GUILLESTRE ET DE L'ARGENTIÈRE.

Dans ces deux cantons, surtout dans celui de l'Argentière, un quart au moins de la population est goîtreux, et depuis quelques années, par la marche même de l'affection endémique, le crétinisme à ses divers degrés semble vouloir remplacer complètement le goître.

Le goître endémique simple, sans complication crétineuse, est rarement congénial, et, chez les individus où on le constate dès la naissance, on peut diagnostiquer d'une manière certaine le crétinisme. Chez les sujets dont l'origine, soit paternelle, soit maternelle, est goîtreuse, le goître se développe ordinairement de la septième à la onzième année, reste quelque temps stationnaire, pour prendre un développement plus grand à la puberté. J'ai pu me convaincre par les nombreux cas de goître que j'ai eus à constater pendant ma tournée de révision, que l'hypertrophie de la glande thyroïde débute presque toujours par son lobe droit, et que celui-ci conserve le plus souvent un développement bien plus marqué, lorsque le corps de la glande et le lobe gauche se sont successivement hypertrophiés. Doit-on rechercher la raison physiologique de ce phénomène dans la tendance qu'ont les organes pairs à se développer avec plus d'énergie du côté droit, ou dans une cause purement anatomique? Je ne puis me prononcer; je me contente de poser le fait tel que j'ai pu l'observer.

La plupart des auteurs qui ont traité du crétinisme l'ont divisé en trois classes. Quelque exacte que soit cette classification, je crois qu'on pourrait en admettre deux nouvelles, en groupant les nuances si diverses de l'affection ; ainsi :

1° Crétinisme au premier ou au plus haut degré, ne possédant que les facultés végétatives, avec privation complète des facultés intellectuelles et affectives, sans mouvement volontaire, sans langage articulé, sans sensation des objets externes et des besoins corporels : il n'est pas rare de trouver ce degré dans les localités qui nous occupent;

2° Crétins du deuxième degré, doués des facultés végétatives et reproductives, l'affectivité se bornant chez eux aux sensations érotiques : ceux-ci possèdent un langage articulé se rapportant spécialement aux objets de première nécessité et de leurs sensations journalières ;

3° Crétins doués de facultés végétatives et reproductives, d'une intelligence limitée, pouvant cependant se livrer à des travaux manuels, possédant surtout la mémoire et la faculté de comparaison et d'imitation : ce sont les crétineux;

4° Ceux chez qui l'affection crétineuse n'attaque que faiblement les organes intellectuels et ne se traduit que par un arrêt de développement, surtout des membres inférieurs : c'est, dans la vallée de Guillestre et dans celle de L'Argentière, la classe la plus commune; presque tous sont porteurs d'un goître volumineux, et leur taille s'élève rarement au-dessus de 13 à 14 décimètres;

5° Ceux chez qui l'intelligence est très-développée,

l'habitude corporelle n'offrant rien d'anomal, mais qui, fils de goîtreux ou de crétineux, n'ont conservé de l'affection paternelle que la surdi-mutité ou le bégaiement très-prononcé : on ne pourrait cependant classer dans ces groupes tous les sourds et muets d'origine crétineuse. Si, chez les uns, l'intelligence se développe avec une activité remarquable pendant l'enfance, chez d'autres elle reste complètement stationnaire ou peu susceptible de développement : ceux-ci doivent être rangés dans la première ou dans la deuxième classe. Cette dernière classe augmente tous les jours dans une proportion bien plus grande que les autres, dans les villages surtout où les goîtreux prédominent et où les crétins proprement dits sont moins nombreux. Saint-Crépin et Lapisse peuvent être cités comme exemples. J'emprunte à M. le docteur Michel un tableau comparatif du nombre des individus atteints du goître et du crétinisme avec la population.

*Tableau des crétins et goîtreux dans les cantons de Guillestre et de L'Argentière.*

| COMMUNES. | POPULATION. | GOITREUX. | CRÉTINS à divers degrés. | MOYENNES. |
|---|---|---|---|---|
| Val-Louise, Puy-Saint-Vincent, Lapisse | 2,800 | 700 | 150 | |
| Les Vigneaux | 500 | 125 | 15 | |
| L'Argentière | 1,250 | peu nombreux | 20 | |
| Saint-Crépin | 1,200 | 650 | 59 | Moyenne des goîtres 31,56 |
| Champcella | 700 | 100 | 25 | — |
| Eygliers et Mont-Dauphin | 1,360 | peu nombreux | 8 | Moyenne des crétins 3,40 |
| Risoul | 950 | 600 | 50 | — |
| Guillestre | 1,600 | peu nombreux | 9 | Moyenne totale 35,83 |
| Saint-Clément | 350 | 86 | 30 | |
| Freyssinières | 900 | 500 | 30 | |
| TOTAUX | 11,610 | 3,761 | 396 | |

La vie des crétins est courte; ils ne dépassent pas ordinairement 30 ans, en moyenne; leur longévité, d'ailleurs, est en relation avec les divers degrés de crétinisme qu'ils présentent.

A part les divers crétins dont nous venons de parler et que nous avons pu ranger sous cette dénomination sans forcer les faits, la population entière de ces cantons est de petite taille, d'une constitution physique faible et défectueuse, à quelques exceptions près.

Depuis bien des années, le recrutement n'a pu arriver au chifffre du contingent, tout en privant ces populations de tous les jeunes gens valides.

Des relevés exacts, pris sur les listes du contingent déposées à la préfecture, depuis l'année 1820, démontrent la vérité du fait que j'avance, et ils servent de preuve irrécusable de l'appauvrissement continu de la race.

C'est sur ces tableaux comparatifs que se base tout mon travail : quelque faible qu'en soit le mérite, il aura celui de fournir une base statistique certaine quant à la population mâle, donnant aux médecins qui se sont occupés plus spécialement que moi de la question, et qui ont pu observer le crétinisme dans les autres vallées qui en sont infectées, la possibilité de tirer des conclusions plus complètes, et de rechercher les moyens d'arrêter l'affection dans son progrès continu.

Dans ces tableaux relevés année par année, et commune par commune, j'ai groupé :

1° Le goître et le crétinisme dans une même série ;

2° Les affections diverses et les défauts de taille sans existence de goître, dans une autre série;

3° Les exemptions légales, dans une troisième catégorie ;

4° Enfin, les sujets valides, sous un dernier titre, dans lequel je comprends, avec les jeunes soldats, les sujets dispensés comme appartenant à l'instruction publique et au clergé, que j'ai dit précédemment présenter aussi, en général, sous le rapport de l'état intellectuel et physique, les conditions d'aptitude au service militaire.

***RELEVÉ** du contingent du canton de l'Argentière, de* **1820** *à* **1829.**

| COMMUNES. | CATÉGORIES. | 1820. | 1821. | 1822. | 1823. | 1824. | 1825. | 1826. | 1827. | 1828. | 1829. | TOTAUX. | | |
|---|---|---|---|---|---|---|---|---|---|---|---|---|---|---|
| Nombre des jeunes gens inscrits.... | | 53 | 55 | 54 | 52 | 60 | 58 | 78 | 67 | 71 | 68 | " | " | 616 |
| Argentière.......... | Goitre et crétinisme..... | " | 1 | 1 | " | 2 | " | 2 | 2 | 3 | 2 | 13 | 89 | |
| | Affections diverses...... | 1 | 1 | 4 | 2 | 4 | 2 | 5 | 6 | 3 | 6 | 34 | | |
| | Exemptions légales..... | 3 | " | 5 | " | 1 | " | " | 1 | " | " | 10 | | |
| | Propres au service....... | 1 | 3 | 4 | 2 | 6 | 4 | 1 | 4 | 3 | 4 | 32 | | |
| Saint-Martin......... | Goitre et crétinisme..... | " | " | 3 | 1 | 3 | 1 | 2 | 2 | 5 | 1 | 18 | 107 | |
| | Affections diverses...... | " | 6 | " | 1 | 5 | 4 | 4 | 4 | 9 | 6 | 39 | | |
| | Exemptions légales..... | 1 | 2 | 6 | 1 | 4 | 2 | " | 2 | " | 3 | 21 | | |
| | Propres au service...... | 2 | 2 | 3 | 1 | 3 | 3 | 4 | 5 | 2 | 4 | 29 | | |
| Lapisse.............. | Goitre et crétinisme..... | 2 | " | " | " | 1 | 1 | 1 | 2 | 3 | 4 | 14 | 54 | |
| | Affections diverses...... | 1 | " | 2 | 2 | 4 | " | 3 | 1 | 4 | 2 | 19 | | |
| | Exemptions légales..... | " | 1 | " | " | " | " | 2 | 1 | 1 | " | 5 | | |
| | Propres au service...... | 2 | 3 | 2 | 3 | 2 | 2 | 1 | " | 1 | " | 16 | | |
| Puy-Saint-Vincent.. | Goitre et crétinisme..... | " | " | " | 1 | " | 3 | 2 | 2 | 3 | 4 | 15 | 44 | 481 |
| | Affections diverses...... | 2 | 3 | 1 | " | 1 | 2 | 3 | 8 | 1 | 3 | 24 | | |
| | Exemptions légales..... | " | " | " | 1 | " | " | " | " | " | " | 1 | | |
| | Propres au service...... | 1 | " | " | 2 | " | " | " | 1 | " | " | 4 | | |
| La Roche............ | Goitre et crétinisme..... | " | 1 | 2 | " | 1 | " | 1 | " | 3 | 3 | 11 | 53 | |
| | Affections diverses...... | " | 2 | " | 1 | 2 | 3 | 2 | 3 | 4 | 2 | 19 | | |
| | Exemptions légales..... | " | " | " | " | " | " | 1 | 1 | 2 | 2 | 6 | | |
| | Propres au service...... | 3 | 1 | 1 | " | 1 | 3 | 4 | 1 | 2 | 1 | 17 | | |
| Val-Louise.......... | Goitre et crétinisme..... | " | 1 | 2 | 1 | 1 | 2 | 3 | 4 | 3 | 6 | 23 | 86 | |
| | Affections diverses...... | 2 | 5 | 2 | 2 | 7 | 3 | 2 | 3 | 6 | 4 | 36 | | |
| | Exemptions légales...... | " | " | " | 1 | 1 | " | " | 1 | 1 | 2 | 6 | | |
| | Propres au service....... | 4 | 1 | 2 | 2 | 2 | 1 | 4 | 1 | 2 | 2 | 21 | | |
| Levignaux........... | Goitre et crétinisme..... | 1 | " | " | 2 | " | " | " | 1 | 4 | 3 | 11 | 48 | |
| | Affections diverses...... | 2 | 1 | " | " | 4 | 1 | 3 | 3 | 4 | 1 | 19 | | |
| | Exemptions légales...... | " | " | 3 | " | " | " | " | 3 | " | " | 6 | | |
| | Propres au service...... | " | 1 | 3 | " | " | " | 1 | 4 | " | 3 | 12 | | |
| TOTAUX.... | Goitre et crétinisme..... | 3 | 3 | 8 | 5 | 8 | 7 | 11 | 13 | 24 | 23 | 105 | 481 | 481 |
| | Affections diverses...... | 8 | 18 | 9 | 8 | 27 | 15 | 22 | 28 | 31 | 24 | 190 | | |
| | Exemptions légales...... | 4 | 3 | 14 | 3 | 6 | 2 | 3 | 9 | 4 | 7 | 55 | | |
| | Propres au service...... | 13 | 11 | 15 | 10 | 14 | 13 | 15 | 16 | 10 | 14 | 131 | | |
| Nombre de jeunes gens visités au conseil de révision. | | 28 | 35 | 46 | 26 | 55 | 37 | 51 | 66 | 69 | 68 | 481 | 481 | 481 |

*RELEVÉ du contingent du canton de l'Argentière, de* **1830** *à* **1839**.

| COMMUNES. | CATÉGORIES. | 1830 | 1831. | 1832. | 1833. | 1834. | 1835. | 1836. | 1837. | 1838. | 1839. | TOTAUX. | | |
|---|---|---|---|---|---|---|---|---|---|---|---|---|---|---|
| Jeunes gens inscrits annuellement... | | 46 | 60 | 57 | 67 | 82 | 60 | 70 | 83 | 59 | 56 | " | " | 640 |
| Argentière.......... | Goitre et crétinisme..... | " | 4 | 5 | 4 | 8 | 6 | 1 | 12 | 8 | 4 | 52 | 124 | |
| | Affections diverses...... | 3 | 3 | 2 | 1 | 4 | 5 | 1 | 9 | " | 4 | 32 | | |
| | Exemptions légales...... | 2 | 2 | 2 | " | 1 | 1 | " | 2 | 1 | " | 11 | | |
| | Propres au service...... | 5 | 3 | 6 | 5 | 3 | 1 | 1 | 2 | 3 | " | 29 | | |
| Saint-Martin......... | Goitre et crétinisme..... | 2 | 4 | 3 | 5 | 4 | 4 | 7 | 7 | 3 | 3 | 42 | 149 | |
| | Affections diverses...... | 7 | 3 | 8 | 5 | 7 | 3 | 4 | 3 | 5 | 7 | 52 | | |
| | Exemptions légales..... | " | " | 1 | 3 | 4 | 3 | 2 | 1 | 3 | 2 | 19 | | |
| | Propres au service....... | 2 | 10 | " | 3 | 7 | " | 6 | 7 | 1 | " | 36 | | |
| Lapisse ............ | Goitre et crétinisme..... | 1 | 2 | " | 4 | 6 | 5 | 1 | 5 | 5 | 4 | 33 | 78 | |
| | Affections diverses...... | 1 | 4 | 3 | 1 | 3 | 3 | 2 | 2 | 1 | 1 | 21 | | |
| | Exemptions légales..... | 2 | 1 | " | 1 | 1 | 1 | 1 | 2 | 1 | " | 10 | | |
| | Propres au service...... | 1 | 2 | " | 2 | 2 | 1 | 3 | 1 | 1 | 1 | 14 | | |
| Puy-Saint-Vincent.. | Goitre et crétinisme..... | 1 | 3 | 5 | 2 | 6 | 6 | 6 | 4 | 6 | 3 | 42 | 69 | 637 |
| | Affections diverses...... | 3 | 4 | 2 | " | 1 | 3 | 4 | 5 | 1 | 1 | 24 | | |
| | Exemptions légales..... | " | " | " | 2 | " | " | " | 1 | " | " | 3 | | |
| | Propres au service...... | " | " | " | " | " | " | " | " | " | " | " | | |
| La Roche............ | Goitre et crétinisme.. . | 2 | " | 3 | 3 | 3 | 2 | 4 | 3 | 4 | 3 | 27 | 57 | |
| | Affections diverses...... | 2 | 2 | 5 | 3 | 2 | 1 | 2 | 1 | 2 | 1 | 21 | | |
| | Exemptions légales ..... | 1 | " | " | " | " | " | " | 1 | " | 1 | 3 | | |
| | Propres au service...... | 2 | " | " | " | 1 | " | 1 | 2 | " | " | 6 | | |
| Val-Louise.......... | Goitre et crétinisme..... | 2 | 2 | 5 | 7 | 6 | 9 | 7 | 6 | 6 | 13 | 63 | 118 | |
| | Affections diverses...... | 1 | 3 | 4 | 2 | 3 | 4 | 7 | 4 | 5 | 2 | 35 | | |
| | Exemptions légales..... | " | " | " | 2 | " | " | 2 | " | " | " | 4 | | |
| | Propres au service...... | 4 | 3 | 1 | 2 | 3 | 1 | 2 | " | " | " | 16 | | |
| Les Vigneaux....... | Goitre et crétinisme...... | 1 | 4 | 1 | 5 | 5 | " | 2 | 3 | 2 | 3 | 26 | 42 | |
| | Affections diverses...... | 1 | " | " | 2 | 1 | 1 | 2 | " | 1 | 1 | 9 | | |
| | Exemptions légales..... | " | " | " | " | " | " | " | " | " | 1 | 1 | | |
| | Propres au service...... | " | 1 | 1 | " | 1 | " | 2 | " | " | 1 | 6 | | |
| TOTAUX... | Goitre et crétinisme..... | 9 | 19 | 22 | 30 | 38 | 31 | 28 | 40 | 34 | 33 | 284 | 637 | 637 |
| | Affections diverses...... | 18 | 19 | 24 | 14 | 21 | 20 | 22 | 24 | 15 | 17 | 194 | | |
| | Exemptions légales...... | 5 | 3 | 3 | 8 | 6 | 5 | 5 | 7 | 5 | 4 | 51 | | |
| | Propres au service....... | 14 | 19 | 8 | 12 | 17 | 4 | 15 | 12 | 5 | 2 | 108 | | |
| Nombre de jeunes gens visités au conseil de révision. | | 46 | 60 | 57 | 64 | 82 | 60 | 70 | 83 | 59 | 56 | 637 | 637 | 637 |

**RELEVÉ** *du contingent du canton de l'Argentière, de* 1840 *à* 1850.

| COMMUNES. | CATÉGORIES. | 1840. | 1841. | 1842. | 1843. | 1844. | 1845. | 1846. | 1847. | 1848. | 1849. | 1850. | TOTAUX. | | |
|---|---|---|---|---|---|---|---|---|---|---|---|---|---|---|---|
| | Nombre de jeunes gens inscrits.... | 69 | 69 | 61 | 69 | 68 | 53 | 65 | 82 | 56 | 62 | 69 | ″ | ″ | 723 |
| Argentière.......... | Goitre et crétinisme..... | 3 | 7 | 4 | 3 | 8 | 6 | 5 | 7 | 2 | 4 | 3 | 52 | 121 | 723 |
| | Affections diverses...... | 2 | 1 | 3 | 6 | 2 | 4 | ″ | 5 | 2 | 3 | 6 | 34 | | |
| | Exemptions légales..... | ″ | 2 | 2 | 1 | 2 | 1 | 1 | 1 | ″ | 3 | ″ | 13 | | |
| | Propres au service...... | 3 | 3 | 1 | 1 | 1 | 1 | 3 | 6 | 3 | ″ | ″ | 22 | | |
| Saint-Martin ........ | Goitre et crétinisme..... | 7 | 5 | 4 | 8 | 3 | 5 | 6 | 6 | 4 | 6 | 7 | 61 | 161 | |
| | Affections diverses...... | 9 | 3 | 3 | 3 | 2 | 4 | 5 | 3 | 4 | 2 | 7 | 45 | | |
| | Exemptions légales..... | 1 | ″ | 1 | 2 | 3 | 2 | 1 | 1 | 3 | 3 | 1 | 18 | | |
| | Propres au service...... | 4 | 5 | 1 | 4 | 5 | 7 | 1 | 4 | 2 | 2 | 2 | 37 | | |
| Lapisse ............. | Goitre et crétinisme .... | 4 | 3 | 7 | 10 | 5 | 2 | 4 | 7 | 2 | 3 | 9 | 56 | 91 | |
| | Affections diverses...... | 2 | 1 | 3 | 3 | 2 | ″ | ″ | 2 | 1 | 4 | 1 | 19 | | |
| | Exemptions légales..... | ″ | ″ | 1 | 1 | ″ | ″ | 1 | 1 | 1 | ″ | ″ | 5 | | |
| | Propres au service...... | ″ | 1 | 3 | ″ | 2 | ″ | ″ | 2 | 1 | 1 | 1 | 11 | | |
| Puy-Saint-Vincent.. | Goitre et crétinisme..... | 7 | 11 | 5 | 7 | 4 | 4 | 10 | 8 | 5 | 4 | 8 | 73 | 92 | |
| | Affections diverses...... | 1 | ″ | 1 | 2 | ″ | 1 | 1 | 1 | ″ | 2 | ″ | 9 | | |
| | Exemptions légales..... | 1 | 3 | ″ | ″ | ″ | ″ | ″ | ″ | ″ | ″ | ″ | 4 | | |
| | Propres au service...... | ″ | ″ | 1 | ″ | ″ | 1 | 2 | 2 | ″ | ″ | ″ | 6 | | |
| La Roche............ | Goitre et crétinisme..... | 5 | 3 | 6 | 3 | 6 | 2 | 4 | 5 | 1 | 2 | 5 | 42 | 96 | |
| | Affections diverses...... | ″ | 3 | 2 | 2 | 3 | 1 | 2 | ″ | 5 | 5 | 3 | 26 | | |
| | Exemptions légales..... | 1 | ″ | ″ | ″ | ″ | ″ | 2 | ″ | 2 | ″ | ″ | 5 | | |
| | Propres au service...... | 1 | 3 | 1 | ″ | 3 | 1 | 3 | 4 | 3 | 2 | 2 | 23 | | |
| Val-Louise .......... | Goitre et crétinisme..... | 11 | 9 | 8 | 5 | 9 | 3 | 10 | 9 | 7 | 4 | 7 | 82 | 114 | |
| | Affections diverses...... | 2 | ″ | ″ | 1 | 2 | ″ | 1 | 3 | 2 | 4 | 4 | 19 | | |
| | Exemptions légales..... | 1 | ″ | 1 | ″ | ″ | ″ | ″ | 2 | ″ | ″ | ″ | 4 | | |
| | Propres au service...... | 1 | 2 | 1 | 2 | 1 | 1 | ″ | ″ | ″ | 1 | ″ | 9 | | |
| Les Vigneaux........ | Goitre et crétinisme..... | 3 | 2 | ″ | 3 | 3 | 6 | 2 | 2 | 5 | 3 | 3 | 32 | 48 | |
| | Affections diverses...... | ″ | ″ | 2 | ″ | ″ | ″ | ″ | 1 | 1 | 3 | ″ | 7 | | |
| | Exemptions légales..... | ″ | 2 | ″ | 1 | 1 | ″ | 1 | ″ | ″ | ″ | ″ | 5 | | |
| | Propres au service...... | ″ | ″ | ″ | 1 | 1 | 1 | ″ | ″ | ″ | 1 | ″ | 4 | | |
| TOTAUX.... | Goitre et crétinisme..... | 40 | 40 | 34 | 39 | 38 | 28 | 41 | 44 | 26 | 26 | 42 | 398 | 723 | 723 |
| | Affections diverses...... | 16 | 8 | 14 | 17 | 11 | 10 | 9 | 15 | 15 | 23 | 21 | 159 | | |
| | Exemptions légales..... | 4 | 7 | 5 | 5 | 6 | 3 | 6 | 8 | 6 | 6 | 1 | 54 | | |
| | Propres au service...... | 9 | 14 | 8 | 8 | 13 | 12 | 9 | 18 | 9 | 7 | 5 | 112 | | |
| Nombre de jeunes gens visités au conseil de révision. | | 60 | 69 | 61 | 60 | 68 | 53 | 65 | 82 | 56 | 62 | 69 | 723 | 723 | 723 |

*RELEVÉ du contingent du canton de Guillestre, de* **1820** *à* **1829.**

| COMMUNES. | CATÉGORIES. | 1820. | 1821. | 1822. | 1823. | 1824. | 1825. | 1826. | 1827. | 1828. | 1829. | TOTAUX. | | |
|---|---|---|---|---|---|---|---|---|---|---|---|---|---|---|
| | Nombre de jeunes gens inscrits.. | 86 | 98 | 87 | 88 | 97 | 70 | 74 | 81 | 75 | 103 | // | // | 859 |
| Ceyllac | Goitre et crétinisme.... | // | 2 | 1 | // | // | // | // | // | 1 | // | 4 | 61 | |
| | Affections diverses..... | // | 1 | 2 | 3 | 3 | 3 | 7 | 3 | 3 | 6 | 31 | | |
| | Exemptions légales..... | 1 | 1 | 3 | // | 1 | // | 1 | // | 1 | 3 | 11 | | |
| | Propres au service..... | // | // | 1 | // | 1 | 1 | 2 | 4 | 4 | 2 | 15 | | |
| Champcella | Goitre et crétinisme.... | 1 | // | 2 | // | // | 1 | // | // | 2 | // | 6 | 36 | |
| | Affections diverses.... | 2 | // | 2 | // | 4 | 4 | 2 | 3 | 3 | 1 | 21 | | |
| | Exemptions légales..... | // | // | 2 | 1 | // | // | // | // | 1 | 1 | 5 | | |
| | Propres au service...... | // | 1 | // | // | 2 | // | 1 | // | // | // | 4 | | |
| Saint-Clément | Goitre et crétinisme.... | // | 1 | // | // | 1 | 1 | // | 1 | 1 | 3 | 8 | 47 | |
| | Affections diverses..... | 1 | 2 | 2 | // | 1 | 5 | 1 | 1 | 2 | 5 | 20 | | |
| | Exemptions légales.... | // | 1 | 1 | // | 1 | 1 | 2 | 3 | // | // | 9 | | |
| | Propres au service..... | // | // | 2 | // | 2 | // | 3 | 1 | 1 | 1 | 10 | | |
| Saint-Crépin | Goitre et crétinisme.... | 3 | 2 | 9 | 2 | 2 | 3 | // | 4 | 1 | 2 | 28 | 90 | |
| | Affections diverses..... | // | 3 | 2 | 2 | 4 | 1 | 4 | 3 | 6 | 5 | 30 | | |
| | Exemptions légales..... | // | 4 | // | 1 | // | // | // | 1 | // | 1 | 7 | | |
| | Propres au service..... | 1 | 2 | 4 | 3 | 6 | // | // | 3 | 1 | 5 | 25 | | |
| Eygliers | Goitre et crétinisme.... | 1 | 1 | 1 | 1 | 1 | // | // | // | // | 1 | 6 | 49 | |
| | Affections diverses..... | 3 | // | 3 | // | 3 | 2 | 4 | 2 | 3 | 3 | 23 | | |
| | Exemptions légales..... | // | 1 | // | // | 1 | 1 | 1 | // | 1 | 1 | 6 | | |
| | Propres au service..... | 3 | 1 | // | // | 3 | 2 | 2 | 2 | 1 | // | 14 | | |
| Freyssinières | Goitre et crétinisme.... | 3 | 2 | 6 | 2 | 2 | 3 | 1 | 1 | 3 | 3 | 25 | 74 | 683 |
| | Affections diverses..... | 1 | 1 | 4 | // | 3 | 3 | 2 | 7 | 2 | 4 | 27 | | |
| | Exemptions légales.... | // | // | 2 | // | // | 1 | 2 | // | // | // | 5 | | |
| | Propres au service..... | 3 | 1 | 1 | 2 | 1 | 2 | // | 5 | 1 | 1 | 17 | | |
| Guillestre | Goitre et crétinisme.... | 2 | 4 | 1 | 1 | 1 | 2 | 1 | 1 | 1 | 2 | 16 | 108 | |
| | Affections diverses..... | 2 | 7 | 5 | 3 | 2 | 5 | 6 | 5 | 6 | 5 | 46 | | |
| | Exemptions legales.... | 4 | 2 | // | // | 1 | // | 3 | // | 2 | 2 | 14 | | |
| | Propres au service..... | 2 | 2 | 4 | 6 | 3 | 5 | 5 | 2 | 2 | 1 | 32 | | |
| Mont-Dauphin | Goitre et crétinisme.... | // | 1 | // | // | // | // | // | // | 1 | // | 2 | 22 | |
| | Affections diverses..... | 2 | 2 | 1 | // | 1 | // | 5 | // | // | 2 | 13 | | |
| | Exemptions legales.... | 1 | // | // | // | // | // | // | // | 1 | // | 2 | | |
| | Propres au service..... | // | // | // | // | // | // | 3 | 1 | // | 1 | 5 | | |
| Réotier | Goitre et crétinisme.... | // | 2 | 2 | // | 2 | 1 | // | 1 | 2 | 2 | 12 | 35 | |
| | Affections diverses..... | 1 | 2 | // | 2 | 2 | 3 | // | 1 | 2 | 3 | 16 | | |
| | Exemptions légales.... | 1 | // | // | 1 | // | 1 | // | // | // | // | 3 | | |
| | Propres au service..... | // | // | // | // | 2 | 1 | // | // | 1 | // | 4 | | |
| Risoul | Goitre et crétinisme.... | 1 | 5 | 5 | 1 | 2 | // | 2 | 2 | 4 | // | 22 | 74 | |
| | Affections diverses..... | 1 | // | 4 | // | 1 | 4 | 4 | // | 7 | 3 | 24 | | |
| | Exemptions légales.... | 2 | 2 | 4 | // | // | 1 | 2 | 4 | // | // | 15 | | |
| | Propres au service..... | 3 | 3 | 1 | // | 2 | 2 | // | 1 | // | 1 | 13 | | |
| Vars | Goitre et crétinisme.... | 3 | 1 | 1 | // | 2 | // | 1 | // | // | // | 8 | 87 | |
| | Affections diverses..... | 2 | 5 | 4 | 1 | 4 | 5 | 1 | 3 | 6 | 5 | 36 | | |
| | Exemptions légales..... | 2 | 2 | // | // | 1 | 1 | 3 | // | // | // | 9 | | |
| | Propres au service...... | 4 | 5 | 5 | 1 | 3 | 2 | 3 | 4 | 2 | 5 | 34 | | |
| TOTAUX... | Goitre et crétinisme.... | 14 | 21 | 28 | 7 | 13 | 11 | 5 | 11 | 16 | 13 | 139 | 683 | 683 |
| | Affections diverses..... | 15 | 23 | 29 | 11 | 28 | 35 | 36 | 28 | 40 | 42 | 287 | | |
| | Exemptions légales..... | 11 | 13 | 12 | 3 | 5 | 6 | 14 | 8 | 8 | 8 | 88 | | |
| | Propres au service..... | 16 | 15 | 18 | 12 | 25 | 14 | 19 | 22 | 11 | 17 | 169 | | |
| | Jeunes gens visités par le conseil de révision. | 56 | 72 | 87 | 33 | 71 | 66 | 74 | 69 | 75 | 80 | 683 | 683 | 683 |

*RELEVÉ du contingent du canton de Guillestre, de 1830 à 1839.*

| COMMUNES. | CATÉGORIES. | 1830. | 1831. | 1832. | 1833. | 1834. | 1835. | 1836. | 1837. | 1838. | 1839. | TOTAUX. | | |
|---|---|---|---|---|---|---|---|---|---|---|---|---|---|---|
| Nombre des jeunes gens inscrits..... | | 72 | 93 | 81 | 67 | 90 | 84 | 80 | 91 | 92 | 101 | ″ | ″ | 851 |
| Ceylac.............. | Goitre et crétinisme..... | ″ | 2 | ″ | ″ | ″ | 1 | ″ | 1 | 1 | ″ | 5 | 73 | |
| | Affections diverses...... | 2 | 3 | 4 | 2 | 2 | 1 | 4 | 2 | ″ | 2 | 22 | | |
| | Exemptions légales...... | 1 | ″ | 2 | ″ | 1 | 2 | 4 | ″ | 1 | 1 | 12 | | |
| | Propres au service...... | 5 | 1 | 8 | 2 | 3 | 3 | ″ | 4 | 6 | 2 | 34 | | |
| Champcella.......... | Goitre et crétinisme..... | 4 | ″ | ″ | 4 | ″ | 5 | 2 | 2 | 3 | 6 | 26 | 73 | |
| | Affections diverses...... | 3 | 3 | 2 | 2 | 4 | 1 | 3 | 5 | 3 | 6 | 32 | | |
| | Exemptions légales...... | ″ | 3 | 3 | ″ | 1 | 1 | ″ | ″ | 1 | ″ | 9 | | |
| | Propres au service...... | ″ | 1 | 2 | 1 | ″ | ″ | ″ | 1 | 1 | ″ | 6 | | |
| Saint-Clément....... | Goitre et crétinisme..... | 1 | 2 | 1 | 2 | 1 | 3 | 1 | 4 | 3 | 2 | 20 | 54 | |
| | Affections diverses...... | 1 | 4 | 1 | 5 | 1 | 3 | 3 | 1 | 1 | 2 | 22 | | |
| | Exemptions légales...... | ″ | ″ | ″ | ″ | ″ | ″ | ″ | 1 | 2 | 2 | 5 | | |
| | Propres au service...... | ″ | 1 | ″ | 2 | 1 | ″ | 1 | 2 | ″ | ″ | 7 | | |
| Saint-Crépin........ | Goitre et crétinisme..... | 1 | 2 | 1 | 2 | 1 | 2 | 5 | 4 | 3 | 8 | 29 | 100 | |
| | Affections diverses...... | 2 | 8 | 2 | 1 | 7 | 4 | 4 | 6 | 3 | 4 | 39 | | |
| | Exemptions légales..... | 1 | 1 | 2 | 2 | 2 | 1 | ″ | 1 | 1 | 3 | 14 | | |
| | Propres au service...... | 4 | ″ | 1 | 2 | 4 | 1 | ″ | 3 | 1 | 2 | 18 | | |
| Eygliers............ | Goitre et crétinisme.... | ″ | 3 | 2 | 1 | 1 | 5 | 2 | 1 | 3 | 1 | 19 | 79 | |
| | Affections diverses...... | 9 | 5 | 4 | 3 | 6 | 3 | 3 | 1 | 4 | 3 | 41 | | |
| | Exemptions légales...... | 2 | 1 | 1 | ″ | ″ | 1 | ″ | 1 | ″ | 1 | 7 | | |
| | Propres au service...... | 1 | 4 | 1 | ″ | 1 | ″ | 2 | 2 | 1 | ″ | 12 | | |
| Freyssinières........ | Goitre et crétinisme..... | ″ | 1 | 2 | 5 | 3 | 6 | 1 | 5 | 7 | 6 | 36 | 81 | 840 |
| | Affections diverses...... | 2 | 2 | 1 | 4 | 2 | 2 | 2 | 2 | 4 | 3 | 24 | | |
| | Exemptions légales..... | ″ | ″ | 1 | ″ | 1 | 2 | 2 | 2 | 1 | ″ | 9 | | |
| | Propres au service...... | 2 | 2 | 2 | ″ | ″ | 1 | ″ | 3 | ″ | 2 | 12 | | |
| Guillestre............ | Goitre et crétinisme..... | ″ | 1 | 4 | 3 | 3 | 3 | ″ | 5 | 1 | 3 | 23 | 130 | |
| | Affections diverses...... | 2 | 3 | 6 | 5 | 3 | 5 | 7 | 4 | 5 | 6 | 46 | | |
| | Exemptions légales..... | ″ | 7 | 1 | 3 | 3 | 1 | 5 | ″ | 2 | 1 | 23 | | |
| | Propres au service...... | 5 | 4 | 1 | 1 | 3 | 4 | 9 | 3 | 2 | 6 | 38 | | |
| Mont-Dauphin....... | Goitre et crétinisme..... | ″ | ″ | ″ | 1 | ″ | 2 | ″ | ″ | ″ | 2 | 5 | 39 | |
| | Affections diverses...... | 1 | 3 | 2 | ″ | 1 | ″ | ″ | 1 | 1 | 1 | 10 | | |
| | Exemptions légales...... | 1 | 1 | 1 | 2 | ″ | ″ | 1 | ″ | ″ | 2 | 8 | | |
| | Propres au service...... | 1 | ″ | 1 | ″ | 4 | ″ | 2 | 2 | 5 | 1 | 16 | | |
| Réotier.............. | Goitre et crétinisme..... | 3 | 3 | 1 | 2 | 2 | 1 | 1 | 1 | 5 | 3 | 22 | 40 | |
| | Affections diverses...... | 1 | 1 | 4 | 2 | ″ | 1 | ″ | 2 | 1 | ″ | 12 | | |
| | Exemptions légales..... | ″ | 1 | ″ | ″ | ″ | ″ | 1 | ″ | ″ | ″ | 2 | | |
| | Propres au service....... | ″ | ″ | ″ | ″ | ″ | 1 | ″ | 2 | ″ | 1 | 4 | | |
| Risoul.............. | Goitre et crétinisme..... | 3 | 3 | 5 | ″ | 3 | 1 | 5 | 2 | 2 | 6 | 30 | 78 | |
| | Affections diverses...... | 1 | 8 | 3 | 1 | 10 | 2 | ″ | ″ | 4 | 3 | 32 | | |
| | Exemptions légales..... | ″ | ″ | ″ | ″ | 2 | ″ | ″ | ″ | 2 | ″ | 4 | | |
| | Propres au service...... | 2 | 2 | ″ | ″ | 2 | ″ | 3 | 1 | 2 | ″ | 12 | | |
| Vars................ | Goitre et crétinisme..... | 1 | 1 | 1 | ″ | ″ | 4 | 1 | 2 | 1 | ″ | 11 | 102 | |
| | Affections diverses..... | 5 | 2 | 3 | 6 | 6 | 7 | 3 | 4 | 4 | 8 | 48 | | |
| | Exemptions légales.... | 2 | 2 | 1 | 1 | 3 | 2 | 1 | 1 | 4 | 1 | 18 | | |
| | Propres au service...... | 3 | 2 | 4 | ″ | 3 | 2 | 2 | 7 | 1 | 1 | 25 | | |
| TOTAUX... | Goitre et crétinisme..... | 13 | 18 | 17 | 20 | 14 | 33 | 18 | 27 | 29 | 37 | 228 | 849 | 849 |
| | Affections diverses...... | 29 | 40 | 32 | 31 | 42 | 29 | 29 | 28 | 30 | 38 | 328 | | |
| | Exemptions légales...... | 7 | 16 | 12 | 8 | 13 | 10 | 14 | 6 | 14 | 11 | 111 | | |
| | Propres au service....... | 23 | 17 | 20 | 8 | 21 | 12 | 19 | 30 | 19 | 15 | 182 | | |
| Jeunes gens visités par le conseil de révision. | | 72 | 91 | 81 | 67 | 90 | 84 | 80 | 91 | 92 | 101 | 840 | 849 | 849 |

*RELEVÉ du contingent du canton de Guillestre, de* 1840 *à* 1850.

| COMMUNES. | CATÉGORIES. | 1840. | 1841. | 1842. | 1843. | 1844. | 1845. | 1846. | 1847. | 1848. | 1849. | 1850. | TOTAUX. | | |
|---|---|---|---|---|---|---|---|---|---|---|---|---|---|---|---|
| | Nombre de jeunes gens inscrits.. | 97 | 85 | 104 | 75 | 108 | 105 | 96 | 75 | 89 | 88 | 91 | 〃 | 〃 | 1,013 |
| Ceyllac.............. | Goitre et crétinisme..... | 〃 | 〃 | 2 | 1 | 〃 | 〃 | 〃 | 〃 | 〃 | 1 | 〃 | 4 | 95 | |
| | Affections diverses...... | 5 | 2 | 4 | 3 | 2 | 1 | 4 | 3 | 3 | 5 | 2 | 34 | | |
| | Exemptions légales..... | 〃 | 1 | 6 | 2 | 1 | 〃 | 1 | 1 | 2 | 3 | 3 | 20 | | |
| | Propres au service...... | 3 | 4 | 1 | 3 | 3 | 10 | 2 | 1 | 1 | 4 | 5 | 37 | | |
| Champcella.......... | Goitre et crétinisme..... | 10 | 1 | 3 | 〃 | 3 | 3 | 6 | 2 | 1 | 3 | 4 | 36 | 67 | |
| | Affections diverses...... | 1 | 3 | 1 | 4 | 2 | 2 | 3 | 〃 | 5 | 1 | 〃 | 22 | | |
| | Exemptions légales..... | 〃 | 〃 | 1 | 1 | 1 | 〃 | 〃 | 〃 | 〃 | 〃 | 1 | 4 | | |
| | Propres au service...... | 〃 | 〃 | 1 | 1 | 〃 | 2 | 〃 | 1 | 〃 | 〃 | 〃 | 5 | | |
| Saint-Clément....... | Goitre et crétinisme..... | 1 | 1 | 2 | 4 | 1 | 6 | 3 | 2 | 5 | 2 | 1 | 28 | 80 | |
| | Affections diverses...... | 2 | 2 | 1 | 2 | 〃 | 4 | 1 | 2 | 3 | 4 | 1 | 22 | | |
| | Exemptions légales..... | 1 | 〃 | 〃 | 〃 | 2 | 1 | 1 | 2 | 1 | 1 | 〃 | 9 | | |
| | Propres au service...... | 2 | 3 | 2 | 〃 | 2 | 1 | 1 | 5 | 3 | 1 | 1 | 21 | | |
| Saint-Crépin........ | Goitre et crétinisme.... | 8 | 5 | 7 | 6 | 4 | 5 | 2 | 2 | 2 | 4 | 7 | 52 | 120 | |
| | Affections diverses...... | 2 | 2 | 2 | 1 | 5 | 4 | 5 | 3 | 4 | 3 | 1 | 32 | | |
| | Exemptions légales...... | 1 | 2 | 3 | 1 | 2 | 〃 | 3 | 1 | 1 | 〃 | 1 | 15 | | |
| | Propres au service....... | 2 | 1 | 1 | 1 | 2 | 2 | 4 | 1 | 5 | 〃 | 2 | 21 | | |
| Eygliers............ | Goitre et crétinisme..... | 4 | 3 | 4 | 1 | 1 | 5 | 3 | 1 | 2 | 1 | 3 | 28 | 68 | |
| | Affections diverses...... | 2 | 1 | 4 | 3 | 2 | 2 | 3 | 2 | 2 | 3 | 1 | 25 | | |
| | Exemptions légales...... | 1 | 〃 | 1 | 〃 | 2 | 〃 | 〃 | 〃 | 〃 | 〃 | 〃 | 4 | | |
| | Propres au service...... | 〃 | 〃 | 〃 | 1 | 2 | 2 | 1 | 2 | 2 | 1 | 〃 | 11 | | |
| Freyssinières....... | Goitre et crétinisme..... | 3 | 6 | 3 | 3 | 5 | 5 | 2 | 3 | 3 | 6 | 7 | 46 | 90 | 1,009 |
| | Affections diverses...... | 1 | 2 | 2 | 1 | 8 | 1 | 1 | 4 | 1 | 1 | 〃 | 22 | | |
| | Exemptions légales..... | 〃 | 〃 | 〃 | 1 | 3 | 〃 | 1 | 1 | 〃 | 〃 | 〃 | 6 | | |
| | Propres au service...... | 1 | 〃 | 1 | 2 | 2 | 1 | 3 | 1 | 1 | 3 | 1 | 16 | | |
| Guillestre.......... | Goitre et crétinisme..... | 3 | 6 | 3 | 2 | 2 | 2 | 2 | 2 | 5 | 1 | 4 | 32 | 170 | |
| | Affections diverses...... | 8 | 3 | 7 | 3 | 9 | 6 | 6 | 6 | 4 | 8 | 4 | 64 | | |
| | Exemptions légales..... | 1 | 2 | 1 | 2 | 2 | 3 | 5 | 1 | 5 | 〃 | 5 | 27 | | |
| | Propres au service..... | 〃 | 3 | 6 | 4 | 10 | 4 | 4 | 7 | 3 | 2 | 4 | 47 | | |
| Mont-Dauphin...... | Goitre et crétinisme..... | 2 | 1 | 2 | 〃 | 1 | 〃 | 1 | 1 | 〃 | 1 | 1 | 10 | 52 | |
| | Affections diverses...... | 3 | 〃 | 2 | 〃 | 〃 | 3 | 3 | 〃 | 1 | 〃 | 4 | 16 | | |
| | Exemptions légales..... | 3 | 1 | 4 | 〃 | 1 | 1 | 〃 | 〃 | 1 | 〃 | 〃 | 11 | | |
| | Propres au service...... | 4 | 2 | 1 | 〃 | 1 | 2 | 1 | 1 | 〃 | 〃 | 3 | 15 | | |
| Réotier............ | Goitre et crétinisme..... | 5 | 6 | 7 | 2 | 1 | 4 | 3 | 1 | 〃 | 1 | 6 | 30 | 66 | |
| | Affections diverses...... | 1 | 1 | 2 | 1 | 2 | 3 | 1 | 2 | 〃 | 2 | 1 | 16 | | |
| | Exemptions légales...... | 〃 | 2 | 〃 | 1 | 〃 | 1 | 1 | 〃 | 〃 | 〃 | 〃 | 5 | | |
| | Propres au service....... | 〃 | 〃 | 〃 | 2 | 1 | 1 | 2 | 2 | 〃 | 〃 | 1 | 9 | | |
| Risoul.............. | Goitre et crétinisme..... | 6 | 2 | 4 | 3 | 4 | 4 | 4 | 3 | 5 | 7 | 5 | 47 | 88 | |
| | Affections diverses..... | 2 | 3 | 1 | 2 | 4 | 2 | 3 | 2 | 4 | 6 | 2 | 31 | | |
| | Exemptions légales...... | 〃 | 〃 | 1 | 〃 | 〃 | 〃 | 〃 | 1 | 〃 | 〃 | 〃 | 2 | | |
| | Propres au service....... | 〃 | 〃 | 〃 | 2 | 2 | 〃 | 〃 | 1 | 2 | 〃 | 1 | 8 | | |
| Vars................ | Goitre et crétinisme..... | 〃 | 〃 | 2 | 〃 | 2 | 2 | 2 | 〃 | 1 | 〃 | 2 | 11 | 113 | |
| | Affections diverses...... | 2 | 6 | 4 | 1 | 3 | 7 | 5 | 3 | 7 | 5 | 7 | 50 | | |
| | Exemptions légales...... | 〃 | 6 | 2 | 3 | 4 | 1 | 1 | 1 | 2 | 1 | 〃 | 21 | | |
| | Propres au service....... | 7 | 2 | 3 | 5 | 3 | 〃 | 2 | 1 | 2 | 6 | 〃 | 31 | | |
| TOTAUX... | Goitre et crétinisme..... | 42 | 31 | 39 | 22 | 24 | 36 | 28 | 17 | 24 | 27 | 40 | 330 | 1,000 | 1,009 |
| | Affections diverses...... | 29 | 25 | 30 | 21 | 37 | 35 | 35 | 28 | 34 | 38 | 23 | 335 | | |
| | Exemptions légales..... | 7 | 14 | 18 | 10 | 18 | 7 | 13 | 8 | 12 | 5 | 10 | 122 | | |
| | Propres au service....... | 19 | 15 | 17 | 22 | 28 | 25 | 20 | 22 | 19 | 17 | 18 | 222 | | |
| Jeunes gens soumis à la visite du conseil de révision | | 97 | 85 | 104 | 75 | 107 | 103 | 96 | 75 | 89 | 87 | 91 | 1,000 | 1,009 | 1,009 |

Les tableaux statistiques du recrutement que je viens de dresser prouvent d'une manière évidente que la population perd tous les jours de sa valeur depuis trente ans; ainsi, dans la première période décennale, le contingent est fourni intégralement, et 309 jeunes gens sur 1,475 échappent à l'examen du conseil de révision; tandis que dans la seconde période décennale, le contingent n'est presque jamais fourni, et cinq jeunes gens échappent seulement à la visite du conseil; dans la troisième, le canton de L'Argentière n'atteint jamais le contingent, celui de Guillestre l'atteint rarement, et, dans onze années, quatre jeunes gens seulement ne sont pas appelés devant le conseil de révision. Si nous prenons les moyennes des jeunes gens inscrits, nous verrons celle du goître augmenter chaque année dans des proportions presque doubles par période de dix ans.

| PÉRIODES. | INSCRITS. | NOMBRE des goîtreux. | AFFECTIONS diverses. | PROPRES au service. | EXEMPTIONS légales. | MOYENNES. Goîtres. | Affections diverses. | Propres au service. | Exemptions légales. | DIFFÉRENCE des appelés aux inscrits. |
|---|---|---|---|---|---|---|---|---|---|---|
| 1re période décennale (1820 à 1829......... | 1,475 | 244 | 477 | 300 | 143 | 16.5 | 32.3 | 20.3 | 9.6 | 309 |
| 2e période décennale 1830 à 1839)........ | 1,491 | 512 | 522 | 290 | 162 | 34.3 | 35.0 | 19.4 | 10.8 | 5 |
| 3e période décennale (1840 à 1850)........ | 1,727 | 728 | 484 | 334 | 177 | 42.1 | 28.0 | 19.3 | 10.2 | 4 |
| TOTAUX...... | 4,693 | 1,484 | 1,483 | 924 | 482 | 31.6 | 31.6 | 19.7 | 10.3 | 318 |

Telles sont les conclusions auxquelles je suis arrivé en dépouillant scrupuleusement les états du contingent des deux cantons de Guillestre et de l'Argentière; dans ce dernier, la progression est sensible, marquée, sans point d'arrêt, de 1820 où il existe trois cas de goître, jusqu'en 1851 où j'ai pu en constater quarante-deux. Dans celui de Guillestre, la progression, presque aussi marquée dans les quinze premières années, reste pour ainsi dire stationnaire dans les quinze dernières, mais sans aucune diminution. La moyenne des goîtreux et des crétineux pendant les trente et une années sur lesquelles j'ai opéré, se rapprochent, comme on le voit, beaucoup de la moyenne obtenue par M. le docteur Michel; elle est cependant un peu au-dessous; et l'on se rendra compte facilement de cette différence : si j'ai opéré sur la moyenne de la vie humaine, 33 ans, un peu abaissée et portée approximativement à 31, par le grand nombre de crétineux, je devais obtenir une moyenne égale, et, si elle est moindre, je dois en trouver la cause dans la différence des générations de 1831 à 1851, qui doivent être plus entachées que les générations de 1810 à 1830, suivant la progression si bien démontrée par les contingents antérieurs. M. Michel opère en effet sur toute la population vivante, tandis que, pour moi, le calcul s'est basé sur des existences dont la plupart ont été remplacées par de nouvelles générations, encore plus atteintes que les antérieures. On doit se rendre compte encore, dans la moyenne plus élevée de M. Michel, des cas plus communs de goître chez la femme que chez l'homme, et du chiffre de la population féminine, ordinairement plus élevé que celui de la population mâle.

En comparant les chiffres que j'ai obtenus avec ceux présentés par M. le Ministre de la guerre dans les comptes-rendus annuels du recrutement, on s'apercevra que, pour les Hautes-Alpes, l'état goîtreux se maintient avec toute sa vigueur, et décroît au contraire très-sensiblement dans les autres départements. Je soumets, pour plus grandes preuves du fait que j'avance, les chiffres officiels du Ministère pendant les neuf années, que j'ai pu me procurer pour les huit départements de la France où le goître se présente plus spécialement.

| DÉPARTEMENTS. | 1840. | | 1841. | | 1842. | | 1843. | | 1844. | | 1845. | | 1846. | | 1847. | | 1848. | | TOTAUX des GOITRES. |
|---|---|---|---|---|---|---|---|---|---|---|---|---|---|---|---|---|---|---|---|
| | Contingent. | Goitre. | Contingent. | Goitre. | Contingent. | Goitre. | Contingent. | Goitre. | Contingent. | Goitre. | Contingent. | Goitre. | Contingent. | Goitre. | Contingent. | Goitre. | Contingent. | Goitre. | |
| Hautes-Alpes.... | 887 | 86 | 902 | 115 | 804 | 56 | 948 | 80 | 841 | 74 | 876 | 74 | 835 | 77 | 779 | 65 | 725 | 39 | 666 |
| Isère............ | 3,368 | 86 | 3,018 | 89 | 2,087 | 100 | 3,691 | 136 | 3,711 | 146 | 3,481 | 120 | 2,964 | 107 | 3,266 | 97 | 2,767 | 86 | 967 |
| Rhône........... | 2,194 | 86 | 2,486 | 114 | 2,189 | 82 | 2,511 | 102 | 2,442 | 90 | 2,111 | 62 | 2,126 | 45 | 2,157 | 38 | 1,764 | 33 | 652 |
| Bas-Rhin........ | 3,134 | 83 | 3,222 | 68 | 3,492 | 83 | 2,129 | 65 | 2,596 | 36 | 2,476 | 26 | 2,642 | 27 | 2,579 | 16 | 2,644 | 35 | 441 |
| Dordogne........ | 3,320 | 75 | 2,882 | 21 | 3,175 | 30 | 3,922 | 39 | 3,313 | 32 | 3,392 | 39 | 3,151 | 34 | 2,929 | 28 | 2,718 | 19 | 317 |
| Hautes-Pyrénées. | 1,624 | 60 | 1,554 | 50 | 1,535 | 52 | 1,442 | 67 | 1,570 | 75 | 1,422 | 84 | 1,251 | 34 | 1,417 | 47 | 2,070 | 29 | 498 |
| Jura............. | 1,563 | 60 | 1,617 | 26 | 1,513 | 44 | 1,548 | 20 | 1,499 | 17 | 1,331 | 20 | 1,334 | 20 | 1,518 | 17 | 1,373 | 22 | 246 |
| Loire............ | 2,544 | 60 | 2,535 | 63 | 2,147 | 39 | 2,448 | 43 | 2,405 | 38 | 2,121 | 34 | 2,051 | 22 | 2,254 | 53 | 2,153 | 31 | 383 |
| TOTAUX....... | 18,634 | 598 | 18,216 | 546 | 16,942 | 486 | 18,636 | 552 | 18,377 | 508 | 17,210 | 489 | 16,354 | 366 | 16,899 | 361 | 16,114 | 294 | 4,170 |

Si l'on compare les chiffres totaux du Ministère de la guerre avec ceux que j'ai obtenus pour les deux cantons qui m'occupent, il est de toute évidence que ces deux cantons sont les plus éminemment infestés dans le département des Hautes-Alpes, et que l'on trouve peu de cas dans les autres cantons ; il faut en excepter cependant le canton de Saint-Firmin-en-val-Godemar, celui d'Embrun, et celui de Briançon, dont quelques localités présentent la même endémie, mais avec moins de vigueur ; c'est pour faire sortir ce nouveau fait que je mets en regard les chiffres totaux du goître dans le département, et ceux des cantons de l'Argentière et de Guillestre.

| ANNÉES. | 1840. | 1841. | 1842. | 1843. | 1844. | 1845. | 1846. | 1847. | 1848. | Totaux. |
|---|---|---|---|---|---|---|---|---|---|---|
| Chiffre total des goîtreux pour le département (compte-rendu)...... | 86 | 115 | 56 | 80 | 74 | 74 | 77 | 65 | 39 | 666 |
| Chiffre des deux cantons de l'Argentière et de Guillestre (relevé du contingent)................ | 82 | 71 | 73 | 61 | 62 | 64 | 69 | 61 | 50 | 593 |
| Différence pour les autres cantons. | 4 | 44 | » | 19 | 12 | 10 | 8 | 4 | » | 73 |

Dans les comptes-rendus du Ministère de la guerre, je trouve deux chiffres moins élevés que ceux que j'ai obtenus moi-même pour les deux cantons crétineux des Hautes-Alpes. J'ai dû rechercher l'explication de ce fait, et je crois être arrivé à une solution satisfaisante. Ces listes ministérielles, au point de vue des conditions intellectuelles ou physiques qui entraînent avec elles l'exemption, comprennent parfois des motifs multiples. Ainsi, le même individu, et c'est là le cas le plus commun, présente un défaut de taille et un goître : le défaut de taille est le motif d'exemption le plus marqué; pour la personne qui a relevé le contingent, il demeure motif important; pour moi, au contraire, il devait être secondaire : cet arrêt de développement était dû à un état crétineux, surtout lorsqu'il s'accompagnait d'un goître. J'en dirai tout autant de la surdi-mutité et du crétinisme, qui, pour moi, sont entrés en ligne de compte avec les goîtres. Aussi, je suis loin d'ajouter une valeur absolue au tableau que je viens de tracer, un des termes de la comparaison ne présentant pas toutes les similitudes désirables.

Le crétinisme, pour moi, à ses divers degrés, est tellement la manifestation extrême de l'affection goîtreuse (lymphatisme gutturo-crétineux), que je n'ai pas cru devoir les séparer ; il est cependant constant que, peu connu au commencement du siècle dans les vallées adjacentes à la Durance, il y fait toutes les années des progrès rapides. M. Bonnaire, administrateur du département des Hautes-Alpes sous la République, dans le tableau qu'il a tracé de cette contrée, ne parle que de la vigueur des populations montagnardes de son département, sans qu'il soit nullement question de crétinisme. M. Ladoucette, dans son histoire si complète du département des Hautes-Alpes, constate que, depuis quelques années, le crétinisme s'étend prodigieusement dans la Val-Louise, qu'on y trouve des familles entières dont les enfants sont presque tous atteints d'idiotisme ; que les communes de Saint-Crépin, Champcella, Freyssinières, sontaffligées par une multitude de sourds-muets et de goîtreux.

La physionomie des listes du contingent, si je peux m'exprimer ainsi, apporte une nouvelle preuve de l'invasion du crétinisme : dans les dix premières années que j'ai relevées, le mot crétinisme ne se trouve pas peut-être six fois comme motif d'exemption. De 1830 à 1840, il s'enhardit, pour ainsi dire, et plus tard on le trouve inscrit à chaque page sans précaution, comme un fait accompli qui ne doit étonner personne. Qu'il me soit permis d'ajouter à ces preuves l'opinion de M. le docteur Michel : « L'origine du crétinisme, dit-il, ne remonterait pas à des temps bien reculés. En interrogeant la mémoire des vieillards, il ne daterait pas de plus de cinquante ans... Il y a quarante ans environ, à Saint-Crépin, on n'observait ni crétins ni goîtreux ; dans toutes ces localités, à Val-Louise, à Puy-Saint-Vincent surtout, l'armée recrutait une belle jeunesse. »

Telles sont les conclusions auxquelles je devais arriver sans forcer les faits. Et cependant, je me trouve bien au-dessus de l'appréciation officielle faite d'après les documents fournis par MM. les maires des Hautes-Alpes à la préfecture de ce département. Sur une population de 16,464 âmes pour les cantons de l'Argentière et de Guillestre, ils ne déclarent que 484 goîtreux ou crétineux et 31 sourds-muets. Doit-on faire encore à ces populations le reproche que leur fait Juvenal (1), de regarder le goître comme un ornement nécessaire à la beauté, et de ne considérer comme difformité que ceux qui sont d'un développement énorme ? Je ne le crois pas, mais je pense que la plupart des habitants n'ignorent plus le danger du goître au point de vue de la famille, et ne s'en prévalent aujourd'hui que devant les conseils de révision : c'est sans doute à cette cause qu'il faut attribuer cette atténuation des maires, qui tiennent tout naturellement à ne pas ôter de sa valeur à la population qu'ils administrent.

## DES CAUSES DU GOITRE ET DU CRÉTINISME.

Parmi les causes nombreuses que les pathologistes s'accordent à reconnaître comme prédisposant au goître, l'on doit distinguer les influences endémiques communes à toute une population, et les circonstances hors de l'état endémique : ces dernières n'arrêteront

(1) « Nemo, juxta Juvenalem, in Alpibus tumidum guttur miratur, imo tantum potius est incolis ornamentum, quantùm aliis aurea diademata gemmis et unionibus intertexta. » Sperling. *Dissertatio de strumis et scrofulis;* 1707; L. C, § 1er.

pas mon attention ; telles sont : la puberté, la grossesse, le travail de l'enfantement, les cris, le rire, l'habitude de porter des fardeaux sur la tête, le vomissement et les maladies du cœur et des gros vaisseaux. Quant aux causes endémiques, tous les auteurs mettent en première ligne l'hérédité ; quelque grande et quelque puissante que me paraisse cette cause au point de vue du développement dans l'espèce, il est certain que des causes déterminantes de l'affection ont agi avant l'état héréditaire et agissent toujours concurremment avec celui-ci. En remontant en effet la chaîne de ces populations abâtardies, on doit arriver à des populations qui, saines, sont venues s'établir dans ces localités.

Le goître est une affection éminemment dévolue aux tempéraments lymphatiques ; toutes les causes donc qui tendent à développer ce tempérament à l'extrême deviendront cause de l'affection, soit goîtreuse, soit crétineuse.

Ces causes sont pour moi : l'habitation dans des vallées resserrées à l'abri des vents vivifiants, exposées au midi, d'une température chaude et humide ; les privations, la mauvaise qualité des aliments, la malpropreté des habitations et des populations goîtreuses. L'existence dans les eaux de source de sels magnésiens ou alumineux, l'usage pour boisson d'eau de neige, ne me semblent pas une cause prédisposante de l'affection. Quelques pathologistes, cependant, considèrent ces deux dernières causes comme pathogéniques du goître ; aussi m'occuperont-elles dans ce travail.

L'influence des vallées ne peut un instant être mise en doute : c'est surtout dans les Alpes, le Tyrol, les Pyrénées, et dans les hautes montagnes des diverses parties du globe, que l'on trouve le goître à l'état endémique, dans les vallées les plus profondes et les plus resserrées, gardées des vents les plus constants, surtout des vents du Nord. « C'est dans les [illegible]s, exposés au midi, garantis de l'influence des vents du nord, comme les gorges des montagnes, les bocages épais qui s'opposent au renouvellement de l'air, et qu'échauffent d'ailleurs les rayons directs du soleil et ceux que refléchissent les rochers qui leur servent d'enceinte, qu'il arrive plus spécialement de rencontrer le goître endémique (1). »

Cette description est frappante de vérité, et semble s'appliquer, trait pour trait, à la Val-Louise, qui est pour moi une des sources les plus abondantes de l'état goîtreux dans les Hautes-Alpes. Garantie des vents du Nord d'un côté par les glaciers et les hautes montagnes de Lagrave et des Arcines, de l'autre par les glaciers du Gros-Chandon et les montagnes de l'Alpe-Martin, elle se forme de la réunion de deux criques très-élevées se réunissant au village de Val-Louise, et se continuant par une vallée étroite jusqu'à la Durance.

On conçoit facilement la stagnation de l'air dans cette gorge gardée de tous côtés par des hauteurs inaccessibles, la température élevée, et les évaporations rapides qui se forment sous l'influence solaire répercutée avec énergie par les immenses miroirs de glace qui gardent la vallée au nord, et les rochers complètement nus qui la ferment à l'est et à l'ouest.

En appelant cette vallée la source de l'état goîtreux, il n'a pu entrer dans ma pensée de nier l'existence de causes semblables dans les autres vallées, surtout dans celles de l'Argentière, de la Biaisse, du Riou-Beltet, de la Chagne; je l'ai prise seulement comme vallée typique, pour l'opposer à la vallée du Queyras, de même formation géologique, où l'on rencontre les même gisements, et dans laquelle le goître est complètement inconnu. Comme la Val-Louise, la vallée de Queyras se forme de deux vallées secondaires, la vallée de Ristolas ou du Séguré, et la vallée de Molines ou de l'Aigue-Blanche, dirigées

---

(1) Rullier, *Dictionnaire des sciences médicales*, article *Goître*.

toutes les deux du S.-E. au N.-O., et se réunissant au bourg d'Aiguille; de là elle court de l'est à l'ouest, et se trouve largement ouverte au nord par des cols nombreux. Les vents du nord y règnent avec beaucoup d'énergie; aussi sa population peut-elle être citée comme la plus belle population du département des Hautes-Alpes.

La malpropreté des habitations et des populations goîtreuses, si elle n'est pas une cause de goître, peut être considérée du moins comme une cause des plus énergiques de la manifestation extrême de l'affection, le crétinisme. Il existe, en effet, un crétinisme des grandes villes, tout comme il y a un crétinisme des vallées goîtreuses. L'affection crétineuse des grandes villes n'est pas, il est vrai, d'ascendance goîtreuse, mais elle se développe sous des influences pour ainsi dire identiques : la mauvaise alimentation, l'air chaud et humide, la malpropreté, et la privation des soins hygiéniques si nécessaires au développement organique et intellectuel. Cette affection sévit, en effet, sur la classe ouvrière et dans les villes populeuses où cette dernière est logée dans des caves.

Ce rapprochement entre deux affections identiques jette un grand jour sur l'affection, et tend à prouver toute la valeur des causes que j'ai invoquées jusqu'ici.

Dans le développement du goître, l'hérédité joue le plus grand rôle, surtout pour le goître endémique.

Pour si peu, en effet, que l'on observe l'affection goîtreuse et crétineuse dans les vallées des Hautes-Alpes, on ne peut nier l'influence héréditaire, qu'elle provienne de l'ascendance paternelle, maternelle ou collatérale.

Le crétinisme, cependant, est plutôt un héritage paternel que maternel, souvent même en ligne directe. Il est à remarquer, en effet, que les enfants d'une crétineuse et d'un homme sain n'empruntent à leur mère qu'une prédisposition au goître, si la mère n'est pas de provenance de père crétineux;

tandis qu'un père crétineux au second degré lèguera à ses enfants, provenant d'une mère saine, le crétinisme au troisième degré; et si plus tard ceux-ci s'allient à des goîtreuses et à des crétineuses, leurs enfants seront crétins au premier degré; cette puissance héréditaire paternelle ne s'éteindra, il paraît, qu'à la cinquième génération.

Si ces faits observés ont toute leur valeur, on conçoit de quelle importance sera le soin que prendra le Gouvernement de ne pas priver ces populations des hommes valides.

Cette hérédité si marquée pour le crétinisme confirmé n'est-elle pas la même pour les affections qui s'en rapprochent ou qui en découlent : les scrofules, le bégaiement et la surdi-mutité? M. Ménière, de l'institut des sourds-muets, a constaté que le bégaiement des pères et mères était souvent le prélude de la surdi-mutité des enfants. On ne doit donc plus s'étonner du fait que j'avançais dès le début de mon travail : que le crétinisme remontait aux levées en masse de la fin de l'Empire, et que depuis cette époque il avait pris et conservait encore, de nos jours, l'accroissement le plus rapide. Depuis quarante ans, en effet, tous les hommes valides de ces populations sont appelés au service de l'État; quant à ceux qui restent sur les lieux, repoussés par l'armée, ils vont chercher dans les localités voisines des alliances moins entachées, et apportent avec eux le germe pathogénique qui tend tous les jours à se développer davantage. C'est ce qui explique le débordement de l'affection dans des localités voisines, qui étaient exemptes de goître et de crétinisme il y a à peine quarante ans. Si la vallée du Queyras semble jouir d'une immunité complète, c'est que ses habitants, gardiens sévères de leur nationalité, s'allient presque toujours entre eux et n'admettent aucun étranger dans la vie intime de leur vallée.

Il me reste à étudier deux causes qui, pour moi,

sont toutes deux hypothétiques, que rien ne prouve, que des faits contraires viennent d'ailleurs infirmer : l'usage d'eau de neige, et les eaux de source contenant des sels de magnésie.

La boisson habituelle d'eau de neige a dû frapper les premiers observateurs, les populations goîtreuses occupant presque toujours les vallées les plus profondes et formées par des glaciers. Mais ils n'avaient pas réfléchi que les eaux provenant de la fonte, avant de se réunir dans les cavités où elles donnent naissance aux sources, s'aèrent et se chargent de sels calcaires ou autres, tout comme les sources alimentées par les eaux de pluie. D'ailleurs, on retrouve le goître dans des pays sous-équatoriaux où la neige ne tombe jamais, dans l'île de Sumatra surtout; les contrées pôlaires, dont les habitants sont obligés, comme ceux du Labrador et du Groënland, de se servir, pour boisson, de la neige ou de la glace fondues, sont tout-à-fait exemptes de l'affection goîtreuse.

La présence des sels de magnésie, de chaux et d'alumine me paraît complètement innocente dans la production de la maladie. En me restreignant dans les vallées des Hautes-Alpes, partout on trouve des gisements de schistes alumineux, de lias et de sels magnésiens; il est même à remarquer que les vallées les plus riches en ces gisements ne sont pas les plus atteintes; la vallée des Dracs, qui est presque composée en entier de terrains dolomiens, ne présente aucun cas de goître ni de crétinisme ; j'en dirai tout autant de la vallée du Queyras, de celle de Gap, de toutes celles enfin qui forment le midi des Hautes-Alpes. Cette cause, signalée par Borgella pour les eaux contenant des argiles alumineuses, par Pallas pour celles qui coulent sur les marnes, et récemment par M. le docteur Grange pour les terrains magnésiens, ne serait probante qu'autant qu'on retrouverait le goître dans toutes les localités où les eaux contiennent des sels de magnésie. Je ne nie pas cependant que la présence d'une quantité très-notable de sels dans les eaux potables ne soit une cause adjuvante du goître, en débilitant l'organisme par des digestions plus difficiles. Cependant, devant les assertions si positives de M. le docteur Grange, appuyées de l'opinion de MM. Elie de Beaumont, Studer et de Sismonda, il serait urgent, je crois, de faire analyser avec le plus grand soin les eaux des localités goîtreuses et celles des localités voisines où l'affection n'exerce pas son influence ; je l'aurais fait, même pour les Hautes-Alpes, si mon service m'eût permis de visiter avec attention les cantons goîtreux et de recueillir les eaux de toutes les sources qui servent aux populations.

## DU TRAITEMENT DU GOITRE ET DU CRÉTINISME.

La première condition pour améliorer l'état des populations goîtreuses est, sans contredit, le soin qu'aura le Gouvernement d'appauvrir le moins possible ces populations de leurs sujets valides, et d'obtenir, par un moyen légal et non arbitraire, la résidence continuelle des sujets non affectés dans ces localités.

Il est de vérité physiologique que, dans toute affection épidémique ou endémique, il existe des immunités pour certaines organisations privilégiées; que ces organisations fortement trempées semblent devoir transmettre à leurs enfants les mêmes priviléges. Laisser ces sujets au milieu d'un état endémique héréditaire, c'est presque former un noyau de résistance aux influences étiologiques, et s'assurer par là même des conditions de validité pour l'avenir.

Transporter des populations nouvelles au milieu des conditions hygiéniques et climatologiques auxquelles leur ascendance ne les a pas habituées, me paraît moins rationnel et moins utile. En effet, l'acclimatation des races nouvelles au milieu d'affections endémiques se fait difficilement, et celles-ci subissent l'influence des causes avec plus de facilité que les habitants du pays. Il n'est pas rare de voir le goître se développer sur des individus transportés dans des vallées goîtreuses. « Dans ce moment, dit M. le docteur « Michel, il y a dans ces diverses vallées environ « 250 enfants des hospices de Marseille; il en est un « grand nombre qui restera dans ces localités. Il n'y « a parmi eux encore ni crétins ni goîtreux; mais « leur constitution, par des causes inhérentes à ces « localités, se détériorera, et plus tard leur pauvreté « les obligera à contracter des unions viciées qui « leur donneront quelque aisance; ils achèteront cette « petite fortune au détriment d'une postérité dégé-« nérée qui ira en s'abâtardissant davantage. »

Toutes ces considérations me font émettre le vœu que, sans toucher à la loi du recrutement, les sujets valides pris par le contingent annuel soient laissés dans leurs foyers comme soutiens de famille, cette dispense du service militaire cessant du jour où le jeune conscrit émigrerait de ses foyers. Cette combinaison, sans violer la loi, remplirait le but que l'on doit se proposer, et n'affaiblirait pas le contingent annuel que l'armée doit prélever. L'État y trouverait encore un avantage réel et d'une considération importante : les populations goîtreuses sont presque partout des populations frontières, et ce ne peut être que dans la santé qu'elles trouveront l'énergie nécessaire pour défendre contre l'ennemi les gorges des montagnes qui peuvent faciliter l'invasion du territoire.

Ce n'est pas là le seul moyen que l'on puisse opposer à l'accroissement de l'affection : l'état civil a encore le droit d'empêcher les unions de crétineux entre eux. Le crétinisme est une véritable aliénation mentale; tout crétin donc peut être interdit et être mis en tutelle.

Quel qu'extrême que paraisse ce moyen, je ne crains pas de le proposer à la sagesse du législateur : dans le pacte social, l'autorité s'engage à veiller au bien-être de tous, elle a donc le droit de s'opposer à la naissance d'un malheureux plus nuisible qu'utile, et dont la vie, pour des populations déjà misérables, n'est qu'une charge et une souffrance de plus. Ces réflexions prennent leur source dans la tendance de tous les crétineux à la lubricité et dans leur instinct de reproduction.

Les deux moyens que nous avons cru devoir proposer ne peuvent avoir des résultats que dans une période de temps comprenant au moins deux générations. Si, pendant ce laps de temps, on ne cherchait à combattre le goître que dans l'avenir, on maintiendrait sans contredit toutes les causes étiologiques, soit qu'elles proviennent de l'état climatologique, soit qu'elles prennent naissance dans l'ascendance paternelle ou maternelle. Si j'ai, en effet, cru qu'on devait interdire les crétins au premier et au second degré, comme privés de leurs facultés intellectuelles, cette interdiction ne pourra légalement peser sur les goîtreux et les crétineux à des degrés inférieurs, qui jouissent de toutes leurs facultés; il faudra, dans ce cas, attaquer l'affection dans l'individu, à tous les âges et à tous les instants.

Pour le goître, j'entre parfaitement dans les idées du docteur Grange pour l'emploi, dans les populations goîtreuses, des sels iodurés. Le mérite de cet observateur a été de rappeler dans les populations goîtreuses une thérapeutique que, dès 1820, M. le docteur Coindet, de Genève, proposait contre l'affection qui nous occupe, et dont M. Roulin, de Santa-Fé, montrait les heureux résultats en Amérique. « Pour arriver à guérir les populations rurales, dit M. le docteur Grange, il faut de toute nécessité mettre à leur disposition un remède qui ne coûte rien et facile à employer; il ne faut leur demander ni soins ni dépenses, sans quoi tous les efforts se briseront contre leur inertie. Le sel marin ioduré à la dose de 0,1 décigramme à 0,5 décigrammes d'iodure de potassium par kilogramme de sel, remplit admirablement ces conditions. On peut le donner au même prix que le sel ordinaire, et on l'emploie exactement de la même manière pour tous les besoins du ménage; c'est donc là un remède qui n'exige ni soins ni dépenses... »

« En France, il faut imaginer un moyen pour envoyer dans les pays à goître des sels iodurés ; or, on le trouvera, n'en doutons pas; car, pour faire disparaître cette affection qui est bien plus grave qu'on ne l'imagine généralement, et pour préserver une population de 500,000 individus, la dépense pour l'Etat serait d'environ 8,000 francs, c'est-à-dire insignifiante. »

Si ce moyen proposé par M. le docteur Grange n'a pas une très-grande action sur le goître déjà très-développé, il me semble qu'on ne peut mettre en doute les résultats qu'on obtiendrait sur les enfants, soit pendant la gestation, soit pendant l'allaitement et les premières années de la vie ; l'influence héréditaire serait neutralisée dans son principe même, et, pendant toute la vie de l'individu, non-seulement on attaquerait l'affection dans sa manifestation première, le goître, mais dans ses faits extrêmes, le crétinisme.

Le docteur Roulin démontre la vérité de ces réflexions par un exemple frappant : « A Mariquita, dit-il , j'acquis la certitude que cette ville, qui maintenant m'offrait un si triste spectacle de misère et de dégradation de l'espèce humaine, cinquante ans auparavant, dans le temps de sa prospérité, était renommée pour la beauté de ses filles, et que le goître y était en quelque sorte inconnu..... Je ne laissai pas de chercher la cause d'un fait aussi singulier. Enfin je crus l'avoir trouvée. Je savais qu'une liqueur appelée *aceyte de sal*, employée contre le goître, était retirée du sel de la province d'Antioque. J'appris que ce sel avait été longtemps en usage dans la province de Mariquita, et que, depuis un certain nombre d'années, il avait été remplacé par le sel de Zapaquira. On me dit qu'on obtenait l'*aceyte de sal* en suspendant dans un sac le sel après l'avoir obtenu par évaporation, et en recueillant le liquide qui commence à tomber goutte à goutte. J'imaginai facilement que le sel, après cette opération, pouvait retenir encore engagé une partie de sels solubles suffisante pour s'opposer au développement du goître. Pour que cette explication pût être admise, il fallait d'abord constater l'efficacité de l'*aceyte de sal;* c'est ce dont je m'assurai par deux expériences directes, et par plusieurs autres cures dont je ne fus pas témoin, mais sur lesquelles j'ai des détails très-circonstanciés. De retour à Santa-Fé, j'engageai mon ami M. Boussingault à faire l'analyse de l'*aceyte de sal :* il la fit, et y découvrit l'iode en quantité assez notable, pendant que dans le sel de Zapaquira il ne put en reconnaître aucune trace (1). »

N'ayant pu me procurer le travail de M. Grange, je ne sais si ce fait si remarquable lui est connu; pour moi je n'ai pu résister à la tentation de citer le fait textuellement.

Pour les crétins confirmés, l'éloignement du lieu où ils ont pris naissance, leur réunion dans des asiles hospitaliers où on traiterait en même temps leur infirmité par l'hygiène physique et morale, serait le plus puissant moyen d'arriver à l'extinction complète de l'affection. Nous avons été devancés dans cette voie par les Allemands : depuis 1827, le docteur Iphofen, envoyé par le Gouvernement de Saxe pour étudier le crétinisme en Suisse, se prononçait hautement pour la fondation d'instituts particuliers destinés aux crétins.

En 1840, le docteur Guggenbulh a réalisé ce projet dans l'établissement qu'il a fondé dans le canton de Berne, sur le plateau de l'Abenghberg, à mille mètres au-dessus du niveau de la mer. Le traitement adopté par ce médecin consiste dans l'emploi combiné de la médecine et de l'éducation; il est, suivant son expression, médico-pédagogique.

---

(1) *Gazette de santé*, décembre 1825.

Les résultats nombreux obtenus dans cet hospice ne laissent aucun doute qu'avec des soins continus et éclairés, on ne puisse amener le jeune crétin à un état tel que, loin d'être une charge pour la société, il puisse s'y rendre utile.

Le crétinisme est une aliénation mentale aussi marquée que l'idiotisme, et qui, plus que celui-ci, peut être considérée comme nuisible. Si la loi permet de séquestrer les individus atteints de démence et d'idiotisme pour les actes irrationnels qu'ils peuvent commettre, elle a le droit aussi de séquestrer le crétin pour les actes anormaux de reproduction auxquels sa nature est encline.

Si, d'un autre côté, la démence et l'idiotisme sont presque considérés comme incurables, on ne peut en dire autant du crétinisme, qui s'accroît tous les jours dans l'individu par le manque de soin et d'éducation qu'il ne peut recevoir au milieu d'une population qui le considère comme une charge que la Providence lui a imposée.

En résumant mon travail, j'émets le vœu :

1° Que le Gouvernement dispense du service militaire tous les sujets valides, à titre de soutiens de famille, dans les cantons goîtreux et crétineux, en leur imposant la nécessité d'habitation jusqu'à l'âge de 27 ans au moins dans leur localité (1).

2° Que l'autorité civile intervienne dans les mariages entre crétineux, et les règlemente, en interdisant les crétineux au premier et au second degré.

3° Que l'on n'emploie dans les cantons goîtreux et crétineux que les sels iodurés selon la méthode du docteur Grange.

4° Enfin, que l'on établisse des maisons d'asile pour les crétineux, dans les départements où se trouvent les vallées entachées.

---